AF728303

DE L'ULCÈRE
CHRONIQUE SIMPLE
DU DUODÉNUM

BIBLIOTHÈQUE IMPÉRIALE
DÉPÔT LÉGAL Seine N° 944 1870
Td 111 112

DE L'ULCÈRE

CHRONIQUE SIMPLE

DU DUODÉNUM

PAR

Le Dr A. TEILLAIS

Ancien interne des hôpitaux de Nantes;
Lauréat de l'École de la même ville;
Ancien externe des hôpitaux de Paris;
Médaille de bronze de l'Assistance publique.
Membre correspondant de la Société anatomique.

BIBLIOTHÈQUE IMPÉRIALE
IMPR.

PARIS
LEFRANÇOIS, LIBRAIRE-ÉDITEUR
9, RUE CASIMIR-DELAVIGNE, 9

1870

DE L'ULCÈRE

CHRONIQUE SIMPLE

DU DUODÉNUM

AVANT-PROPOS

L'ulcère chronique simple du duodénum n'est pas encore entré dans le domaine de la pathologie classique. Naguère, celui de l'estomac, longtemps confondu avec le cancer, n'y avait aucune place.

Il y a, en effet, entre ces deux affections, tant de points de ressemblance, et des liens de parenté si étroits, que la différence de terrain semble seule constituer leur individualité. C'est le même processus morbide qui parfois, sous l'influence de la même cause, agit simultanément dans l'estomac et dans le duodénum, ou qui débute par le premier pour envahir le second. Mais il arrive aussi que, n'étant plus le résultat, ni d'une extension, ni d'une complication, il siége isolément dans l'intestin et devienne lui seul la maladie.

Dût-elle revêtir les mêmes apparences dans ces deux

organes, j'ai cru qu'il ne pouvait être indifférent d'étudier, dans l'un ou dans l'autre, sa marche et ses conséquences.

Que les recherches aient porté d'abord du côté de l'estomac, on le conçoit pour plusieurs raisons. Il est le plus souvent atteint ; puis, s'il est permis, au point de vue physiologique, d'établir entre eux une priorité, il devait à ce titre attirer bien plutôt l'attention. Enfin, à l'amphithéâtre, les investigations, si incomplètes qu'elles soient, vont au moins jusqu'à lui, tandis qu'elles négligent souvent le duodénum. Aussi ai-je lieu de penser que la rareté relative de l'ulcère simple du duodédum a peut-être été exagérée, car c'est du jour où quelques travaux ont donné l'éveil, que les cas sont devenus plus nombreux.

Cependant cette partie du tube digestif est le théâtre de phénomènes assez importants : voisine de l'estomac, c'est elle qui reçoit le suc pancréatique et la bile. Ses altérations peuvent donc être, à bon droit, l'objet d'une étude particulière.

C'est du reste ce qu'on a fait en Allemagne, mais en touchant à peine au sujet que je me suis proposé de traiter. Mayer, en 1844, a publié à Dusseldorf une monographie des maladies du duodénum.

Dans les traités que nous avons entre les mains, on trouve seulement au chapitre consacré aux entérites, que le duodénum peut s'enflammer et que la duodénite donne quelquefois lieu à des ulcérations. Qu'est devenue l'irritation gastro-intestinale qui joua un si grand rôle au temps de Broussais et de son école ?

C'est dans une thèse, publiée en 1824, sur ce sujet, que je trouve l'observation la plus ancienne d'ulcère du duodénum. Le malade était mort d'hémorrhagie, l'ulcération avait gagné l'artère hépatique.

Une seconde observation, due à M. Robert, interne à l'Hôtel-Dieu, est publiée en 1828 dans les *Archives de médecine.* Ces faits isolés passent sans doute inaperçus, ou sont vite oubliés.

Enfin, M. Cruveilhier, avant la publication de son fameux *Mémoire sur l'ulcère simple de l'estomac*, où il mentionne seulement celui du duodénum, donna dans son *Atlas d'anatomie pathologique* un specimen de ces lésions. La XXXVIIIe livraison nous offre une figure représentant un estomac et un duodénum ouverts. Une perforation qui occupe le fond de l'ulcère fait communiquer l'estomac avec la première portion du duodénum.

En 1840, Rokitansky, de Vienne, publie un certain nombre d'observations d'ulcères simples de l'estomac et du duodénum. A partir de ce moment, tant en France qu'à l'étranger, on trouve consignés, dans les journaux et dans les différents recueils, un assez grand nombre de cas fort intéressants. Virchow ne tarde pas à donner sur la pathogénie de l'ulcère simple une théorie que nous examinerons plus loin.

En 1864, le docteur Trier, de Copenhague, fait sur l'ulcère du duodénum un travail, qui, bien que incomplet, ne laisse pas que de fournir de précieux documents. Il y réunit la plupart des observations publiées auparavant, et fait en outre un relevé consciencieux de celles qui sont consignées dans les relations des autopsies faites à l'hôpital Frédéric, à Copenhague, dans l'espace de vingt ans. Il parvient ainsi à fixer quelques-uns des points relatifs à l'histoire de cette maladie.

Aujourd'hui, je viens à mon tour ajouter aux travaux de mes devanciers le modeste tribut de mes recherches. Ma thèse reposera donc sur l'étude des faits réunis avant moi et sur l'examen de ceux qu'il m'a été donné de recueillir moi-même.

A cette occasion, je prierai mon excellent ami, le docteur E. Labbée, d'agréer mes remercîments pour ses bons avis et pour les deux observations qu'il m'a communiquées.

Si, parmi les différents modes d'ulcération qu'on peut rencontrer dans le duodénum, assez nombreux, du reste, pour attirer l'attention sur cette sorte d'affinité que semble avoir pour lui cette manifestation morbide, je me suis arrêté à l'ulcération chronique simple, c'est que ce sujet avait été moins exploré que les autres.

J'en écarterai donc les ulcérations qui surviennent sous l'influence de vastes brûlures superficielles. L'objet de travaux importants, elles ont été parfois confondues à tort avec l'ulcération chronique simple, qu'on pourrait appeler essentielle avec quelque raison, tandis que les premières ne sont que symptomatiques.

Qu'elles puissent devenir chroniques, je ne le nie pas. Mais quelle marche différente ! N'ont-elles pas au début un caractère d'acuité qui suffirait à les distinguer, sans parler de leur cause spéciale ?

Je ne parlerai pas non plus de celles qui se montrent dans l'érysipèle; elles ont avec les précédentes une origine analogue ; car on ne les observe que lorsque l'érysipèle s'est étendu à une grande surface. Ces ulcérations, dit M. Larcher, siégent à la face interne du duodénum, au voisinage de l'orifice des conduits cholédoque et pancréatique réunis. Elles sont arrondies régulièrement et mesurent environ un demi-centimètre de diamètre. Mais leurs bords ne sont ni taillés à pic, ni renversés. Elles n'intéressent que la muqueuse.

A plus forte raison, éliminerons-nous les ulcérations

qui apparaissent dans le cours de certaines maladies, comme le pemphigus, bien qu'ayant acquis parfois un caractère de chronicité, elles aient amené avec le temps une perforation du duodénum. Il en sera de même de ces ulcérations, fort rares sans doute et bien dignes d'intérêt, que M. Barth trouva chez un pellagreux. Elles ne ressemblaient, dit-il, ni à celles de la fièvre typhoïde, ni à celles de la phthisie. A leur niveau, la muqueuse était en détritus : le fond des ulcérations était formé par le tissu cellulaire sous-muqueux épaissi, dans lequel l'examen microscopique ne fait constater que des éléments fibro-plastiques. « Ne pourrait-il pas y avoir pour la pellagre une espèce particulière d'ulcération ? »

Ainsi réduite, ma tâche cependant n'a pas été sans difficulté, car elle a porté sur un point de pathologie peu étudié jusqu'ici. Aussi, réclamerai-je l'indulgence de mes juges pour un travail qui demandait plus de savoir et plus de temps que je n'ai pu y consacrer.

Si j'ai tenté quelques expériences, c'est moins pour contrôler celles que des gens autorisés avaient instituées, que pour voir par moi-même des résultats indiqués. Et je ne saurai trop remercier mon savant ami, M. Terrillon, interne à la Charité, qui, dans ces circonstances, m'a prêté généreusement son concours pour l'examen microscopique de plusieurs pièces.

Mon but n'a donc pas été de combler un vide. Loin de moi la prétention de donner l'étude complète d'une maladie dont le début est presque insaisissable, la marche irrégulière et lente, la bénignité ou même parfois l'absence de symptômes en désaccord avec la gravité des lésions, dont enfin la terminaison est, dans la plupart des cas, soudainement funeste.

ANATOMIE PATHOLOGIQUE

La lésion elle-même telle qu'elle se présente avec ses caractères extérieurs sera d'abord l'objet de notre examen, et, après en avoir étudié la forme, l'étendue, le fond, les bords et le pourtour, nous envisagerons les modifications environnantes.

Au point de vue anatomique, l'ulcère chronique simple du duodénum est une perte de substance dont les limites sont régulièrement arrêtées.

Ses dimensions sont variables, sans dépasser cependant certaines proportions, puisqu'on a l'usage de les caractériser, ainsi que sa forme, en les comparant à des pièces de monnaie de différentes grandeurs. On peut dire en somme que son volume varie entre celui d'une pièce de dix sous et celui d'une pièce de cinq francs; que sa forme est le plus souvent circulaire.

Quant à son siége, il est presque toujours dans la première portion du duodénum, et à une très-petite distance de la valvule pylorique. Il occupe tantôt la paroi antérieure, tantôt la paroi postérieure de l'organe, mais il semble avoir une prédilection pour cette dernière.

Il est certes incontestable que l'ulcération simple atteigne par ordre de fréquence, d'abord l'estomac, puis le duodénum. Mais est-ce à dire qu'elle soit toujours confinée dans ces parties et qu'elle épargne le reste du tube digestif? C'est l'opinion que Rokitansky a émise dans son travail sur l'ulcère perforant de l'estomac; il pense qu'il ne se trouve jamais que dans l'estomac ou dans le duodénum, où il l'a rencontré seulement six fois. Nous lisons encore dans les *Archives de médecine* qu'en 1864, sur 261 cas d'ulcères simples, actuellement existants ou cicatrisés, constatés dans l'estomac ou dans le duodénum, 28 ou 10,9 pour cent occupaient ce dernier siége.

Sans vouloir étudier l'ulcération simple en général, je crois utile dès à présent de faire remarquer que, contrairement à une théorie dont nous ne tarderons pas à nous occuper, elle peut se produire dans des points qui ne sont pas en contact avec des liquides acides. Lebert, dans son *Anatomie pathologique*, raconte l'histoire de plusieurs malades qu'il a observés à l'hôpital de Zurich.

Le premier meurt d'une péritonite en quelques heures. Comme cause des accidents, on trouve à cinquante centimètres au-dessus de la valvule iléo-cœcale, une perforation arrondie, du volume d'une pièce de un franc, siégeant au milieu d'un ulcère de près de trois centimètres de diamètre. Un autre présente dans le cœcum six ulcérations, dont quelques-unes ont le volume d'une pièce de un franc.

Trois autres succombent à des ulcères du gros intestin et du rectum.

Revenons au duodénum. Il ne présente en général qu'une ulcération, quelquefois deux. On a vu cependant ce nombre être dépassé, comme dans le fait suivant, dû à M. Sargent :

Un homme de trente-cinq ans, éprouvant depuis quelques mois une douleur gravatine marquée au creux épigastrique, avec vomissements verdâtres, est atteint subitement d'une douleur vive dans l'abdomen. On voit se développer des symptômes de péritonite, qui se termine par la mort. A l'autopsie, on trouve une péritonite et dans le duodénum plusieurs ulcères cicatrisés; l'un d'eux était le siége d'une petite perforation qui faisait communiquer le tube digestif avec la cavité péritonéale. (*Records of the Boston Soc. for medic. Improv. — American Journal of medic soc. Juillet* 1854.)

Lebert parle encore d'un homme dont l'intestin grêle présentait, dans toute sa longueur jusqu'à la valvule, un certain nombre d'ulcères chroniques simples, nombreux surtout à la partie supérieure.

Dans le cas de Haldane, les ulcérations sont au nombre de quatre, deux sur la paroi antérieure, deux sur la paroi postérieure.

Rokitansky dit que l'ulcère se présente le plus souvent isolément. Dans un seul cas, un ulcère était placé en face de l'autre dans le duodénum. Deux fois l'un était dans l'estomac et l'autre dans le duodénum. Ils ne sont alors séparés quelquefois que par la valvule du pylore, et les ulcères se réunissent alors tellement, qu'il existe deux voies pour arriver dans le duodénum : l'une à travers la valvule pylorique et l'autre derrière elle, sur la base des ulcères.

Le fond est placé plus ou moins loin de la surface interne de l'intestin, suivant que la durée du travail pathologique a été plus ou moins longue. Pour la même raison, il sera tantôt formé par la muqueuse, comme dans les ulcères récents, tantôt par la tunique celluleuse ; par la musculeuse ou enfin par le péritoine. Dans nos observations, nous avons pu constater plusieurs fois cette différence d'ancienneté.

Il occupe en général le sommet d'un cône, dont les bords de l'ulcère limitent la base : c'est dire que ses dimensions sont restreintes. Est-il formé par le péritoine? La perforation est imminente, et nous savons qu'elle a souvent lieu. Elle affecte des grandeurs variables : elle a tantôt le volume d'un pois, comme dans l'observation XIII, ou celui d'une lentille ; tantôt celui d'une pièce de cinquante centimes. Elle était irrégulière et à bords déchiquetés dans l'observation VII.

Les bords sont saillants, le plus souvent épais, taillés à pic. M. Labbée nous dit dans une de ses observations que le relief, à la surface de la muqueuse, est constitué par un bourrelet épais, comparable au bourrelet circonférentiel des chancres indurés. Le tissu qui le compose est dur, comme squirrheux. Malheureusement l'analyse microscopique n'a pas été faite. J'emprunterai à la thèse de M. Morot l'étude d'un cas analogue par M. Potain :

« Le bourrelet qui entourait chaque ulcération était constitué par une agglomération de glandules très-serrées les unes contre les autres ; il était facile d'apercevoir les culs-de-sac glandulaires multipliés qui les composaient, et qui partout étaient environnés d'une innombrable quantité de noyaux très-brillants, allongés en bâtonnets. Dans les parties qui avoisinaient le plus l'ulcère, les culs-de-sac étaient moins nets, et le tissu cellulo-fibreux, au milieu duquel se trouve toujours une grande quantité des mêmes noyaux, paraissent prédominer.

« Les tuniques musculaires et fibreuses paraissaient aussi épaissies à ce niveau, quoique dans une petite étendue, et on y remarquait une hypérémie très-notable des éléments, principalement une pullulation remarquable de noyaux. »

Nous avons dit que l'ulcération avait la forme d'un cône tronqué. Elle offre en outre une particularité remarquable qui a fait dire à certains auteurs qu'elle présentait les degrés d'un escalier. La perte de substance est bien plus considérable à la muqueuse que dans les parties profondes ; la musculaire, lorsqu'elle est atteinte, forme un cercle bien plus petit ; enfin, c'est dans une étendue notablement plus petite que se prend la membrane péritonéale.

La lésion est quelquefois si tranchée, que son pourtour ne présente aucune trace d'ulcération ; on a vu même, dans les cas où il y avait plusieurs ulcères, du tissu entièrement sain les séparer.

Mais là n'est pas la règle générale, et, à défaut d'observation exacte des faits eux-mêmes, on pourrait facilement s'imaginer les résultats que doit presque infailliblement entraîner un travail pathologique de cette nature. Nous verrons, du reste, en parlant de l'étiologie, que c'est sur un terrain pour ainsi dire préparé à le recevoir, que vient souvent s'établir l'ulcère. Aussi constatons-nous qu'à des désordres primitifs se sont ajoutés ceux de l'inflammation chronique. Le catarrhe de l'intestin, par exemple, qui aura favorisé l'ulcération en causant la chute de l'épithélium de certains points de la muqueuse, subsistera après avoir pris même des proportions plus considérables avec le temps. La muqueuse sera boursouflée ; les glandes, plus ou moins altérées dans leur constitution, auront augmenté de volume ; il y aura hypersécrétion. C'est, en effet, ce qu'on a trouvé dans plusieurs cas.

Les lésions consécutives sont l'hypérémie autour de l'ulcère, comme dans l'observation d'Hénok. L'injection de la muqueuse peut même s'étendre assez loin. Trier fait remarquer que les tuniques du duodénum atteignent quelquefois une grande épaisseur.

En 1864, M. Cornil signalait aussi la fréquence de l'hypertrophie des parois de l'estomac dans l'ulcère simple. Il s'élevait contre l'opinion de certains auteurs, qui avaient prétendu que les efforts de la tunique musculaire, pour lutter contre l'obstacle d'un rétrécissement, produisaient l'hypertrophie. Ce rôle mécanique, d'après M. Cornil, a été exagéré. Il y a certainement hypertrophie musculaire, mais il y a surtout hypergénèse cellulaire. L'inflammation de la muqueuse détermine donc, dans les tissus sous-jacents, un afflux de liquides nutritifs et une hypertrophie consécutive.

La cicatrice peut aussi être la cause de modifications dignes d'intérêt. Complète ou incomplète, par le froncement de ses bords, elle pourra changer l'aspect du pourtour de l'ulcère, et, par suite, amener un tiraillement des tissus. Une complication plus grave, c'est le rétrécissement considérable de l'organe qu'elle a quelquefois déterminé.

Mais il faut dire que la cicatrice, qui est encore quelquefois le siége de la perforation, peut être la source d'une guérison sans entrave. Nous verrons, en effet, dans plusieurs observations, qu'à côté d'un ulcère perforé il en existait d'autres complétement cicatrisés, ne laissant qu'une trace lisse et blanchâtre.

L'intégrité des autres organes peut être entière, et l'estomac est lui-même souvent sain quand le duodénum est atteint. Cependant il peut acquérir, à la suite de rétrécissement de l'intestin, un volume considérable, comme dans le cas suivant :

Obs. 2. — M. Régnier a présenté à la Société anatomique, en 1835, un duodénum qui avait un rétrécissement de la première portion par ulcère chronique.

L'estomac énorme descendait jusqu'au pubis ; la membrane musculeuse était hypertrophiée, l'orifice pylorique sain.

La maladie avait duré huit ans ; tous les trois ou quatre jours, vomissements d'une quantité énorme d'aliments ; fluctuation épigastrique.

Des adhérences s'établissent assez fréquemment entre le duodénum et les organes voisins, tels que l'estomac, le foie, le pancréas et la vésicule biliaire. Mais il en est d'elles comme de la cicatrice ; si on doit souhaiter qu'elles se produisent, car elles seules seront le remède à la perforation, on ne doit pas oublier qu'elles peuvent être aussi la source d'un rétrécissement. L'observation suivante en offre un exemple.

Mon excellent ami, M. Boucher, en 1866, alors interne à la Pitié, présentait à la Société anatomique le canal digestif d'un alcoolique.

Obs. 3. — Cet homme était resté plusieurs jours sans manger ; il avait été pris de fièvre, avec douleurs épigastriques et signes d'étranglement; sa mort est survenue au moment où des sangsues allaient lui être appliquées.

A l'ouverture, on trouva une assez large perforation du duodénum, près du pylore, avec des traces de péritonite ancienne autour de l'intestin malade.

L'estomac était parsemé, à sa face interne, de plaques rouges et très-injectées. Les brides formées par la péritonite avaient produit sur l'intestin un rétrécissement manifeste auquel doivent être rapportés vraisemblablement les signes d'étranglement observés chez ce malade.

Le petit bassin était le siége d'une péritonite ancienne dont la cause était inconnue.

J'ai vu dernièrement, à la Société anatomique, les organes d'une femme morte d'une tumeur fibro-plastique du bras. Elle avait un ulcère simple du duodénum, qui avait contracté une adhérence avec la vésicule biliaire. M. Castiaux, interne à la Salpêtrière, a bien voulu me donner une note sur les antécédents de cette femme.

Obs. 4. — Elle était âgée de soixante-cinq ans, aveugle et alcoolique. Pendant les derniers temps de sa vie elle éprouvait à la région pylorique une douleur qui augmentait à la pression. Pas de tumeur. Elle n'avait pas eu de vomissements et ses selles n'avaient rien de caractéristique.

L'ulcère était situé dans la seconde portion du duodénum, à la paroi antérieure, au niveau de l'ampoule de Vater. En enlevant l'intestin, l'adhérence au cul-de-sac de la vésicule biliaire se brisa et on aperçut du pus enkysté entre les parois des deux organes. Aucune trace de péritonite. La vésicule ne contenait pas de calcul. La perforation du duodénum était grande comme une pièce de cinquante centimes.

L'ulcère avait les dimensions d'une pièce de cinq francs; il était irrégulier, à bords taillés à pic, excavés, de forme conique. On distinguait parfaitement les différentes tuniques superposées. Il y avait tout autour de l'ulcère une injection de la muqueuse.

Le foie, d'un très-petit volume, était cirrhotique.

L'estomac et l'intestin étaient intacts.

J'ai déjà mentionné le fait intéressant qui est rapporté par Broussais.

Obs. 5. — Un homme de soixante-deux ans, de constitution robuste, teint jaunâtre, avait été soumis fréquemment, à cause de rhumatismes, à des vomitifs et à des purgatifs. Troubles de la digestion, nausées, vomissements, coliques. Une diète sévère rétablissait seule la digestion. Trois ans après, amputation du bras pour une tumeur cancéreuse. Après la guérison de la plaie, les anciennes souffrances reparurent; puis des battements à la région épigastrique. Au dixième jour de la maladie, faiblesse générale, mouvements convulsifs, pâleur, refroidissement du visage et des extrémités.

Autopsie. Canal intestinal rempli de caillots sanguins. Dans la partie supérieure du duodénum, ulcération presque guérie sur la surface de laquelle se voyait une ouverture en communication avec l'artère hépatique.

On voit par là que, l'ulcération débutant par le duodénum, peut envahir les organes les plus rapprochés et y causer des pertes de substance plus ou moins étendues. Trier dit qu'elle peut atteindre les canaux biliaires, la vésicule et le foie.

Je citerai enfin une lésion qui s'est présentée plusieurs fois : la dilatation du canal cholédoque.

ÉTIOLOGIE — NATURE

Étiologie. — L'ulcère chronique simple du duodénum est bien plus fréquent chez l'homme que chez la femme. Sur 54 cas d'ulcères du duodénum réunis par Trier, 9 seulement sont relatifs à des femmes. On sait qu'il en est tout autrement pour l'ulcère de l'estomac, d'après la statistique fort étendue de Brinton, qui donne la proportion de 440 femmes et 214 hommes. Pourquoi cette différence pour deux maladies qui semblent être exactement de même nature?

Les chiffres suivants, qui représentent l'âge des malades dont nous avons rapporté l'histoire : 35, 35, 24, 43, 17, 36, 65 ans, nous montrent que les adultes sont plus souvent atteints d'ulcère chronique du duodénum. Trier donne une moyenne de 30 à 60 ans.

Je ne chercherai pas maintenant, en dehors de l'alcoolisme, des causes prédisposantes de cette affection. J'ai cité trois observations que je rappelle à l'appui de cette assertion, surtout celle de la malade morte à la Salpêtrière, dont le foie était atteint de cirrhose. Les buveurs seront donc exposés à l'ulcère du duodénum au même titre qu'ils le sont à celui de l'estomac.

M. Leudet a, du reste, montré dans son mémoire quelle était la part de l'alcoolisme dans la production de l'ulcère simple. A mon tour, je ferai remarquer que l'abus de l'alcool peut être considéré non-seulement comme une cause générale, en vertu des transformations de certains organes, en des lésions vasculaires qu'il détermine, mais encore comme une cause locale ou accidentelle. Le passage, en effet, de ce liquide irritant sur la muqueuse intestinale déjà altérée, hâtera sa désorganisation et l'entretiendra. Il arrivera même qu'il donnera le dernier choc et produira immédiatement la perforation.

C'est ce qui advint chez le malade dont suit l'observation.

Obs. 6. — En 1839, M. Lenepveu montre à la Société anatomique, une perforation spontanée qui s'est opérée à la face antérieure du duodénum. Cette perforation avait été précédée d'une ulcération ancienne qui est actuellement cicatrisée, sans rapprochement de ses bords. Ceux-ci sont épais, arrondis et parfaitement lisses, de couleur presque normale. Le fond de l'ulcération était constitué par le péritoine seulement; c'est lui qui s'est rompu et il en est résulté une péritonite. On voit encore de fausses membranes molles environnant la face péritonéale de cet orifice.

L'homme sur lequel cette pièce avait été recueillie avait 56 ans, était blanchisseur et jouissait d'une bonne santé; mais il buvait ordinairement beaucoup de liqueurs et était affecté du tremblement des ivrognes. Le matin, il avait bu sept petits verres; et, immédiatement après un déjeuner frugal, il fut pris tout à coup de coliques très-vives. Il fut transporté à la Charité où on observa une douleur très-vive dans l'abdomen et de fréquentes envies de vomir sans résultat. Il mourut vingt-deux heures après l'invasion des premiers accidents.

M. Hardy dit, à ce sujet, avoir vu un distillateur très-fort adonné à l'eau-de-vie, qui, pris tout à coup d'une péritonite suraiguë, succomba en vingt-quatre heures. On trouva une perforation semblable de l'iléon.

Nature. — Bien des théories ont été émises sur la nature de l'ulcère chronique simple de l'estomac et du duodénum. Les uns en font une lésion purement inflammatoire. D'autres, avec John Morth, assimilent l'affection aux aphtes de la bouche.

Jœger et Carsvell attribuent au système nerveux une influence sur la muqueuse qu'il est difficile de prouver. Il se produirait une sorte de paralysie, qui livrerait la muqueuse affaiblie à l'action du suc gastrique.

Dietrich et Jaksch font jouer un grand rôle à l'érosion hémorrhagique.

Rokitansky constate la production de l'eschare sans s'expliquer la cause primitive de cette mort locale.

En reprenant toutes ces causes, dont plusieurs peuvent être invoquées avec raison, on s'aperçoit qu'il n'en est aucune qui, à elle seule, suffirait à engendrer l'ulcère. Ce processus veut une cause complexe, et nous n'avons encore que quelques éléments de l'ulcération.

Certes, l'inflammation chronique et surtout le catarrhe, méritent d'attirer l'attention, mais ce ne sont pas les seuls phénomènes à mettre en ligne de compte.

Tout ulcère est le résultat d'un processus inflammatoire chronique, dit Bellroth, et il explique ainsi qu'il suit la marche du processus sur les muqueuses :

« La couche épithéliale devient d'abord le siége d'une néoplasie cellulaire plus abondante ; bientôt il s'y ajoute une infiltration séreuse et plastique modérée dans le tissu conjonctif de la muqueuse, les glandes mucipares secrètent davantage. Une muqueuse ainsi altérée, altération qui s'accompagne toujours d'une forte dilatation vasculaire, doit être considérée comme enflammée ; ce processus s'appelle catarrhe aigu ou chronique. Si l'élimination des cellules se fait en très-grande abondance, de telle sorte que le tissu de la muqueuse soit presque entièrement dénudé et qu'il s'y produise

BIBLIOTHÈQUE IMPÉRIALE IMPR.

une fonte suppurée ou une désagrégation moléculaire, vous aurez affaire à un ulcère que vous appellerez catarrhal. »

Avec ces ulcérations se trouvent des lésions primitives du système vasculaire, causes mécaniques dont Wirchow le premier a signalé l'importance.

D'après Wirchow, en effet, le point de départ est dans le trouble local de la circulation de l'organe, et le plus souvent ces troubles proviennent d'un état morbide des vaisseaux artériels. Il faut aussi aller chercher dans le système veineux l'origine de la même lésion ; dans les irrégularités de la circulation de la veine-porte ; enfin, dans le catarrhe aigu ou chronique, qui en est souvent la conséquence. Mais dans cette théorie, la présence du suc gastrique est un des facteurs essentiels. Wirchow rappelle que, dans la première portion du duodénum, la réaction du chyme est généralement encore acide, de même que la partie inférieure de l'œsophage se trouve souvent en contact avec le contenu acide de l'estomac. Mais pour que le suc gastrique exerce une action locale, il faut que la muqueuse ait perdu son épithélium, il est indispensable, en un mot, que la nécrose hémorrhagique se produise.

L'action du suc gastrique n'a ici rien de spécial ; on sait en effet que, sans lui, des ulcères simples peuvent se produire dans l'intestin grêle et dans le gros intestin. Il agit à la façon d'un corps irritant quelconque, comme l'alcool, par exemple.

Ici, le phénomène important, c'est l'obstacle circulatoire, qui détermine l'infarctus, et, par suite, la mortification du tissu, si une fluxion collatérale n'a pu rétablir la circulation. L'infarctus, composé d'un amas granulo-graisseux, se ramollit et donne lieu à l'ulcère.

Il suffit, du reste, pour justifier cette origine, de rapprocher la forme des ulcères simples du duodénum de celle des infarctus. Les ulcères représentent un cône tronqué ; or, je trouve, dans la thèse de M. Lefeuvre sur les infarctus viscéraux, que « la forme des infarctus peut presque toujours se ramener à un même type : celui d'un coin ou d'un cône, dont la base se continue avec la surface du viscère, et dont le sommet pénètre plus ou moins dans son épaisseur. »

L'observation due à Haldane, publiée dans la *Gazette hebdomadaire*, t. XI, p. 609, nous donne un bel exemple d'ulcères dus à des lésions vasculaires. Il y en avait quatre disposés par paires dans le duodénum, situés en face les uns des autres ; leur siége correspondait à des branches d'artérioles athéromateuses.

Après Wirchow, des expériences ont été faites sur les animaux.

En 1860, Muller a lié la veine-porte à des lapins, et a trouvé des extravasations hémorrhagiques et des pertes de substances sur la muqueuse de l'estomac et du duodénum.

Panum, à peu près à la même époque, a obtenu de véritables ulcères de l'estomac, après avoir produit artificiellement des embolies dans l'artère de l'estomac.

Enfin, nous lisons dans Frerichs : « Kolliker a, dans ces derniers temps, attiré l'attention sur les transformations calcaires des artères viscérales et sur la formation d'ulcère simple de l'estomac et du duodénum chez les animaux dont il avait lié les voies biliaires, et il a fait voir les rapports de ces altérations avec la rétention de la bile. »

Ces diverses expériences, je les ai répétées, et quelques-unes m'ont donné un résultat conforme aux opinions émises par ces auteurs.

J'ai fait plusieurs fois la ligature de la veine-porte et du canal cholédoque sur différents animaux, et j'ai obtenu, comme on le verra dans les relations qui suivent, des phénomènes intéressants du côté du duodénum.

1re Expérience, *pratiquée sur un lapin, le 27 septembre, à cinq heures du soir.*

L'opération dure une heure. Après avoir fait à l'abdomen une plaie longitudinale de 6 centimètres environ, je lie avec soin le canal cholédoque, et je réunis les téguments par une suture en surjet.

Le lapin vit 31 heures.

A l'autopsie, je trouve une teinte jaune, assez accentuée, répandue à l'intérieur de la cavité abdominale et sur toute la masse intestinale. La conjonctive avait conservé sa couleur normale.

Le foie, très-congestionné, a certainement augmenté de volume. La vésicule biliaire est très-distendue, la veine-porte est gorgée de sang. A travers la tunique externe du duodénum, on aperçoit une arborisation assez marquée des vaisseaux.

A l'ouverture de l'intestin, je constate une grande injection de la muqueuse, et, de plus, au niveau de l'ampoule de Vater, trois ecchymoses très-bien délimitées, dont la plus grande atteint presque le volume d'une lentille.

Analyse microscopique. — Les ecchymoses siégent surtout dans la tunique celluleuse de l'intestin; la coloration s'est étendue aussi dans la tunique musculeuse. La tunique muqueuse paraît peu altérée. Le tissu de la tunique celluleuse n'est pas dilacéré, mais on remarque au niveau de l'ecchymose une plus grande quantité de noyaux embryonnaires qu'à l'état normal. Il semble s'être fait là un travail de prolifération qui, cependant, est encore peu avancé. Des globules rouges altérés sont disséminés dans les mailles du tissu.

2e Expérience, *pratiquée sur un lapin, le 28 septembre 1869, à 3 heures 1/2.*

L'opération dure une demi-heure. Je lie la veine-porte à son entrée dans le foie. Le lapin vit 6 heures 1/2.

Autopsie. — Aspect rougeâtre de la partie supérieure de l'intestin. A son ouverture, on trouve une injection de toute la muqueuse de l'intestin grêle, décroissant à mesure qu'on approche de la valvule iléo-cœcale. Il y a cinq ecchymoses dans le duodénum, dont deux sont immédiatement au-dessous du pylore; les trois autres sont un peu au-dessous de l'ampoule de Vater. Il s'en trouve encore une autre vers la partie moyenne de l'intestin grêle. Elles sont transversales; l'une d'elles occupe les trois quarts de la circonférence du duodénum. Il y en a deux dans la région pylorique de l'estomac.

Analyse microscopique. — Au niveau des ecchymoses, on constate, sur une coupe pratiquée perpendiculairement à la paroi que :

1° La partie profonde de la muqueuse qui se continue avec la couche celluleuse est légèrement dilacérée par le sang accumulé et infiltré ;

2° Que la celluleuse est dilacérée également. Au niveau du centre de l'ecchymose, on trouve du sang accumulé en petit foyer limité.

3° On ne trouve pas de trace de prolifération cellulaire.

3e Expérience, *pratiquée sur un chien de Terre-Neuve de 18 mois, le 25 septembre 1869.*

J'ai fait cette opération avec mon collègue et excellent ami M. Jourjon. Après avoir fait une incision oblique de 10 centimètres environ au-dessous de la dernière côte droite, j'ai lié le tronc de la veine-porte avant son entrée dans le foie. Le chien a vécu deux heures et demie.

Autopsie. — Toute la masse intestinale, et surtout la partie supérieure de l'intestin, offre un aspect brunâtre très-foncé.

Le foie, très-congestionné, a un volume considérable. La rate a trois fois la dimension normale. Toutes les veines sont dans un état de réplétion extraordinaire.

En ouvrant l'intestin grêle, on aperçoit une vaste infiltration sanguine qui, comme un enduit noirâtre, s'étend dans toute sa longueur. Le gros intestin est lui-même fort congestionné. L'estomac présente plusieurs ecchymoses, mais d'un petit volume.

Analyse microscopique. — Après avoir soumis le duodénum à l'acide picrique, on observe les faits suivants :

Les vaisseaux sont gorgés de globules sanguins conservés par l'acide picrique.

Sur des coupes perpendiculaires, on remarque :

1° Dans plusieurs points rapprochés les uns des autres, le sang a dilacéré la muqueuse, et surtout sa partie profonde en formant des foyers circonscrits.

2° Plusieurs de ces foyers de la muqueuse communiquent avec

des foyers plus étendus qui ont presque disséqué la tunique celluleuse en la dilacérant. La tunique musculeuse est intacte.

3° Les glandes de Lieberkühn au niveau de ces dilacérations sont détruites ou profondément altérées ; quelques-unes paraissent remplies de sang.

Dans tout le tissu de la muqueuse et de la celluleuse qui n'est pas le siége de foyers sanguins et qui sépare ceux-ci les uns des autres, on trouve des globules de sang isolés et des vaisseaux gorgés de globules.

On ne peut dire, d'une manière certaine, si le tissu cellulaire a déjà subi des modifications inflammatoires, l'infiltration sanguine étant trop abondante et masquant en partie les éléments cellulaires.

4e EXPÉRIENCE *pratiquée sur un lapin, le 1er octobre* 1869.

Incision sur la ligne médiane de l'abdomen, dans le but de lier le tronc cœliaque. Vaine tentative. Ligature de l'artère mésentérique supérieure et d'une branche veineuse. Le lapin a vécu 15 heures.

Autopsie. — Vaisseaux gorgés de sang. Aspect extérieur de l'intestin : rougeâtre dans tout le département des vaisseaux liés. Arborisations à l'intérieur. Ecchymoses. Thrombus. Strilles jaunâtres transversales dans toute l'étendue de l'intestin grêle, dues probablement à la ligature de quelques vaisseaux chylifères.

Analyse microscopique. — Ecchymoses très-étendues, mais sans dilacération du tissu de la muqueuse ou de la celluleuse. Rien de remarquable.

Je m'arrête, bien que je puisse donner le résultat des autres expériences que j'ai faites.

Il est, du reste, analogue à celui des précédentes. J'ai encore lié le canal cholédoque chez trois chiens et chez deux lapins. — Comme dans les autres cas, il s'est formé des ecchymoses dans le duodénum ; une seule fois elles ont fait défaut.

J'ai lié encore une fois la veine-porte chez un lapin. Mêmes désordres. J'ai lié l'artère hépatique chez un autre, sans obtenir de résultat.

Je n'ai rien produit non plus qu'une légère injection du duodénum chez un chien où j'avais fait deux injections d'alcool dans le duodénum, afin de juger de l'action locale de l'alcool sur la muqueuse intestinale. J'avais lié le duodénum au-dessous de la seconde portion. Je sacrifiai le chien cinq jours après.

La ligature du canal cholédoque, comme celle de la veine-porte, a donné lieu à des ecchymoses dans le duodénum; seulement la première avec des désordres moins étendus.

Je me garderai bien d'attribuer l'altération de la muqueuse à l'action purement chimique du suc gastrique qui, dans les cas d'occlusion du canal cholédoque, n'aurait plus, d'après certains auteurs, son acide neutralisé. N'y a-t-il pas encore le suc intestinal qui est alcalin ?

Ces ecchymoses, cette altération de la muqueuse, cette dissociation des éléments sont dues probablement à la même cause, à la pression sanguine.

Dans ces cas, en effet, les voies biliaires étaient remplies de bile; la vésicule était distendue, le canal cholédoque augmenté de volume; le foie était congestionné. Dans les expériences, au contraire, qui ont été faites dans un autre but et où on a pratiqué une fistule biliaire, ces phénomènes ne se sont pas produits, et les chiens qui ont vécu le plus longtemps, n'ont jamais eu d'ulcérations.

La suppression du cours de la bile amène dans le foie une stase biliaire qui détermine une compression des vaisseaux sanguins, et de là les phénomènes que nous avons observés. Ajoutons à cela les causes d'irritation et de putréfaction qui abondent dans l'intestin, et nous pourrons admettre que ces ecchymoses sont le début d'ulcérations qui se développeront sous l'influence des liquides irritants, des aliments et des gaz, la muqueuse ayant éprouvé déjà des pertes de substance, et une hyperplasie de cellules s'étant faite autour de l'ecchymose.

En dernier lieu, je ferai remarquer que l'obstruction du canal cholédoque, qui peut être la cause primordiale de l'ulcère simple, en est aussi quelquefois une conséquence, comme la thrombose de la veine-porte. La néoplasie qui se produit autour de l'ulcère, sera cette fois la cause de ces accidents, et celle de l'ulcère aura été par exemple l'altération des artères.

L'oblitération de ces dernières, en effet, produit des phénomènes analogues. Des graines de tabac lancées dans le système artériel des chiens ont produit des lésions intestinales, telles que de la rougeur, du ramollissement et du sphacèle, qu'on ne peut rapporter qu'à l'oblitération des artères mésentériques.

SYMPTOMES

Ce n'est pas une chose aisée que d'établir la symptomatologie d'une maladie dont le plus souvent la première manifestation a été en même temps un phénomène ultime : la perforation du duodénum.

Dans le cours d'une santé parfaite en apparence, éclatent, du côté de l'abdomen, des accidents analogues à ceux de l'étranglement interne ou d'un empoisonnement ; puis une péritonite qui ne tarde pas à se généraliser, termine la scène et entraîne en quelques heures la mort du malade.

La soudaineté de pareils troubles, leur aggravation rapide ne donnent pas, on le comprend, au médecin le temps des recherches minutieuses et ne lui permettent guère d'asseoir son diagnostic. Aussi n'est-il pas surprenant que l'observateur se soit presque toujours égaré sur leur origine. La perforation semble-t-elle évidente ? Toutes les causes seront invoquées, avant que l'idée d'ulcère simple du duodénum se présente à l'esprit.

Il faut cependant le faire entrer en ligne de compte. Les observations de ce genre sont aujourd'hui assez nombreuses pour justifier le soupçon qu'on émettrait en pareille occurrence.

Tel est le caractère le plus commun des faits que j'ai réunis. Ceux qui suivent en sont un exemple frappant.

OBS. 7. — *Ulcère simple du duodénum.* — *Perforation.* — *Péritonite généralisée mortelle.* (M. Labbée.)

Hôpital Saint-Antoine, service de M. le docteur Mesnet.

Le nommé Chambaty (Pierre), âgé de trente-cinq ans, ébéniste, né dans le département de l'Isère, demeurant à Paris rue de Reuilly, n° 25, entre le 13 mai 1837, à l'hôpital Saint-Antoine, salle Saint-Hilaire, n° 37.

C'est un vigoureux gaillard, d'une très-forte constitution et d'un tempérament sanguin. Il est amené à l'hôpital par des sergents de ville qui l'ont recueilli dans une salle d'attente du mont-de-piété. Entré bien portant dans cet établissement, il ressentit tout à coup une violente douleur de ventre ; ses souffrances étaient telles, qu'il se roulait à terre en poussant de hauts cris. Ceci se passait à deux heures de l'après-midi. Nous vîmes le malade à trois heures, il nous donna les renseignements suivants : sa santé à toujours été fort bonne, il n'a jamais fait de grande maladie, rarement il est indisposé. Il est généralement sujet à la constipation, ses selles sont difficiles et éloignées.

Nous le trouvons dans un état de prostration considérable ; la face est grippée, anxieuse, la voix est éteinte, nausées continuelles, soif vive, langue humide, peu chargée, vomissements fréquents (matières et biles ingérées), absence de garde-robe, pouls petit à 108, refroidissement marqué, intelligence nette, réponses précises.

Les douleurs abdominales sont très-vives et augmentées par la pression.

Décubitus dorsal, immobilité calculée. Les irradiations douloureuses sont étendues à tout le ventre et gagnent souvent le scrotum et le haut des cuisses. Ventre plat, rétracté, peu sonore à la percussion surtout au niveau des fosses iliaques.

Le scrotum est revenu sur lui-même, il refoule les testicules vers l'anneau. Le pénis est dans un état de demi-érection ; l'urèthre laisse suinter un liquide visqueux transparent, qui nous paraît formé de fluide prostatique et glandulaire (Gl. de Cooper). Miction difficile, urine rare, envies fréquentes d'uriner. En deux heures il y a eu vingt tentatives qui ont abouti à l'excrétion de quelques gouttelettes d'urine. La vessie paraît vide.

Prescriptions : Huile de ricin 20 gr.; vessie remplie de glace sur le ventre.

Le purgatif détermine une seule selle normale. La faiblesse du malade va sans cesse en augmentant, il est plongé dans une somnolence voisine du coma. Vers le milieu de la nuit les souffrances sont plus vives, les douleurs abdominales deviennent insupportables, l'anxiété augmente, l'intelligence diminue pour disparaître bientôt; vers cinq heures du matin, ce malheureux commence une agonie terrible qui se termine à six heures.

Autopsie. Abdomen. On trouve à l'ouverture les lésions ordinaires de la péritonite généralisée. Il y a un épanchement séro-purulent de couleur roussâtre très-abondant. L'injection péritonéale est fine et irrégulièrement disséminée sur les anses intestinales.

L'inflammation est plus intense au niveau du duodénum ; on trouve là des produits inflammatoires plus abondants. La première portion du duodénum est recouverte d'une couche assez épaisse de fausses membranes infiltrées de pus. En enlevant cette couche, on découvre une petite ouverture irrégulière à bords déchiquetés ; il s'agit d'une perforation intestinale plus facilement appréciable par la face muqueuse de l'intestin où elle se présente avec les caractères suivants : elle occupe le fond d'une excavation conique creusée dans le tissu intestinal, ayant la forme d'un cône évidé. La base de ce cône qui fait relief à la surface de la muqueuse a la largeur d'une pièce de cinq centimes, sa circonférence est constituée par un bourrelet assez épais comparable au bourrelet circonférentiel des chancres indurés. En incisant cette bordure on constate qu'elle est constituée par un tissu dense demi-transparent, comme squirrheux d'une texture homogène. En pressant un peu on fait sourdre sur la surface de section un suc séreux. Il semble résulter d'un examen superficiel qu'il s'agit ici de lésions inflammatoires chroniques avec perte de substance.

L'étude des autres viscères ne montre aucune lésion importante. Les poumons sont un peu congestionnés et gorgés de sang à leur bord postérieur. Le foie et la rate n'offrent aucune altération, pas plus que les reins. Le cœur est petit dans un état de rigidité très-marqué. Les deux intestins, examinés dans toute leur longueur, sont parfaitement normaux. L'examen microscopique n'a pas été fait pour déterminer rigoureusement la nature des lésions de la muqueuse duodénale.

Réflexions. Il s'agit donc ici d'un ulcère duodénal survenu spontanément chez un homme sobre, ayant une conduite régulière, ne faisant aucun excès de travail ou autres. Parfaitement latent quant à ses effets, l'ulcère se rompt sous l'influence d'un mouvement un peu brusque peut-être et donne lieu à une péritonite mortelle en seize heures.

Obs. 8. — *Ulcère simple du duodénum. — Perforation. — Péritonite généralisée mortelle.* (M. Labbée.)

Hôtel-Dieu, service du professeur Laugier.

Le 16 février 1866, on apporte, salle Sainte-Marthe, n° 18, un jeune homme de vingt-quatre ans, Jacob Kimper, garçon limonadier, né à Hombourg; il est, dit-on, atteint d'accidents dus à un étranglement herniaire. Il présente les attributs du tempérament lymphatique, il est d'une force moyenne et d'une assez bonne constitution. Ses antécédents pathologiques ne révèlent rien de particulier, sa santé a toujours été bonne, il n'a pas fait de maladie grave.

Voici les renseignements qu'il nous donne à son arrivée (16 février à huit heures du matin) sur le début de son affection : Le 15 février à onze heures du soir, après une journée de travail sans fatigue, sans malaise et sans trace d'indisposition, il éprouve brusquement une douleur des plus intenses dans toute la région du ventre, sans localisation spéciale vers un point quelconque de l'abdomen. Notre malade était alors assis jouant aux dominos. Il crut aussitôt que cette douleur pouvait être rapportée à un dérangement de la hernie dont il était porteur depuis déjà longtemps. Il lui semblait en effet que sa tumeur herniaire était le siége d'élancements plus marqués, qu'elle était plus volumineuse et plus tendue que de coutume.

Bientôt il se mit à trembler et à vomir. Les matières rendues furent tout d'abord constituées par les aliments qu'il avait pris à son dîner (veau, pommes de terre), plus tard c'était de la bile et du mucus. Les nausées et les vomissements étaient incessants, le refroidissement fut bientôt considérable. La nuit se passa ainsi.

A son arrivée à l'Hôtel-Dieu, on constate l'état suivant : décubitus dorsal ; les jambes et les cuisses sont dans la demi-flexion. Anxiété considérable, face grippée exprimant la souffrance, traits altérés, pâleur du visage, yeux excavés et cernés, sueur froide et visqueuse sur le front et les joues. L'intelligence est très-nette, les réponses sont précises. Dysphagie considérable, le malade boit difficilement, il avale avec effort de petits morceaux de glace de la grosseur d'une noisette. Céphalalgie frontale. Vomissements continuels sans caractères particuliers (liquides ingérés). Soif ardente. Expuition fréquente. Pouls filiforme à 120. Peau froide et humide.

Notre attention se porte immédiatement vers la hernie : nous remarquons qu'elle est inguinale directe siégeant à droite. Elle est scrotale du volume des deux poings, molle et parfaitement réductible. L'anneau inguinal est fort large et permet très-aisément la rentrée de l'intestin.

Le ventre est douloureux à la pression et médiocrement ballonné. Il n'y a pas eu de selle depuis la veille.

Prescriptions. — On applique sur le ventre une large vessie remplie de glace. Potion avec sp. éther sp. diacode ãã 40 gr. — Lavement purgatif. — Celui-ci est mal toléré, il provoque une simple évacuation séreuse sans matières fécales.

A onze heures du matin, agitation considérable; le malade sent un vif besoin d'aller à la selle, son inquiétude augmente, il se lève se trouvant fatigué dans son lit; mais sa faiblesse est telle, qu'il est obligé de se recoucher immédiatement, ses jambes ne pouvant le soutenir. Sa respiration s'accélère, son visage se cyanose, le refroidissement augmente; il sort de la bouche un peu d'écume sanguinolente; la connaissance disparaît, le pouls devient insensible, le cœur bat lentement, la respiration se ralentit. Après quelques minutes de cette agonie, le malade cesse de vivre (11 h. et demie).

Autopsie. L'examen cadavérique fut fait trente heures après la mort. Rigidité très-accusée.

Abdomen. L'examen de la cavité et de son contenu nous montre les lésions suivantes :

Péritonite généralisée avec fine injection des anses de l'intestin grêle. Epanchement séro-purulent peu abondant dans lequel nagent quelques rares flocons de pus concret.

En recherchant la cause de cette inflammation péritonéale, nous constatons que la vascularisation de l'intestin est bien plus accentuée sur le duodénum que partout ailleurs; on voit également à ce niveau une plus grande abondance de fausses membranes; enfin la graisse épiploïque est plus manifestement émulsionnée.

C'est qu'en effet la lésion capitale et primitive siége sur cette première division de l'intestin grêle. Elle consiste en une petite ulcération à bords irréguliers amincis et noirâtres placée sur la première portion du duodénum. En ouvrant cet organe nous apprécions plus facilement l'ulcère intestinal. Il apparaît sous forme d'une perte de substance arrondie à bords taillés à pic comme par un emporte-pièce de la largeur d'une pièce de un franc.

Il ressort de cette observation plusieurs particularités intéressantes. Je signalerai surtout l'absence de troubles digestifs et l'état pour ainsi dire latent d'une affection grave amenant la mort en moins de treize heures. Celle-ci est en quelque sorte la conséquence d'un traumatisme, le péritoine se rétrécit mécaniquement bien certainement. Il ne se forme pas d'adhérences d'exsudats providentiels pour parer à cette terminaison funeste qui livre le malade aux effets foudroyants d'une péritonite généralisée.

L'ulcération est distante de un centimètre environ de la valvule pylorique. Au voisinage, la muqueuse est légèrement épaisse et injectée; elle offre un commencement d'ulcère peu profond n'atteignant pas la couche musculeuse placée également dans la première portion du duodénum, à peu près au niveau du précédent.

L'estomac est sain; il offre une légère injection de son grand cul-de-sac.

Le foie est un peu graisseux, il tombe au fond de l'eau quand on le plonge dans ce liquide.

Les autres viscères n'offrent aucune autre altération appréciable.

L'examen microscopique n'a pas été fait soit pour constater les altérations histologiques de la muqueuse, soit pour mieux apprécier l'état graisseux du foie. Cette dégénérescence de l'organe hépatique, l'injection fine de la muqueuse stomacale pouvaient faire songer à l'alcoolisme chronique aussi bien que la profession de notre sujet; mais il résulte de nos informations près de la famille qu'il faut écarter cette hypothèse en raison des mœurs régulières de Kemper. Il était d'une grande sobriété, il ne s'enivrait jamais.

Obs. 9. — Un paysan irlandais, âgé de 43 ans, entre à l'hôpital de Boston le 18 avril 1854. Le malade ne faisait remonter le début de ses douleurs épigastriques peu vives qu'à une semaine avant son admission à l'hôpital. Quatre jours plus tard, après un repas abondant, il éprouva une douleur abdominale intense; le lendemain des douleurs aiguës dans l'hypochondre droit, dans le dos, avec frisson et malaise, le forcèrent à garder le lit. Examiné le 18, dans la soirée, le malade présenta les phénomènes suivants: éruption pétéchiale sur la peau du tronc et des membres, tension modérée et sensibilité peu prononcée de l'abdomen, matité à la percussion de la partie postérieure et inférieure du poumon droit; quelques vomissements bilieux. Le malade mourut le 20.

A l'ouverture du cadavre, on trouva un épanchement de sérosité avec pseudo-membranes dans la plèvre droite, une péricardite récente, une péritonite et une perforation du duodénum existant au fond d'un ancien ulcère. — (*Gazette hebdomadaire.* — An. 1855, p. III. — *Observation de M. le docteur Shattuck.*)

Obs. 10. — M. Somes, membre du Parlement, fut pris, pendant qu'il était à la Chambre, d'une vive douleur dans l'abdomen, suivi d'un collapsus rapide et de mort en vingt-quatre heures, avec tous les symptômes d'une péritonite par perforation.

L'examen du cadavre montra un ulcère perforant du duodénum avec péritonite aiguë. (*The Lancet,* 18 juillet 1846.)

Obs. 11. — Un homme, qui jusque-là n'avait éprouvé aucune affection d'estomac, après avoir eu quelques jours avant sa mort une sensation pénible à l'épigastre avec défaut d'appétit et mauvais goût dans la bouche, ressentit tout à coup une douleur terrible dans le ventre qui l'obligeait à se courber en deux, et bien que le pouls ne présentât rien d'anormal et que le ventre distendu ne fût nullement sensible à une forte pression, il éprouvait cependant la sensation de l'approche de la mort. La connaissance resta intacte jusqu'à la mort qui survint sans agonie au bout de vingt heures.

Autopsie. — On ne trouve ni exsudat péritonéal, ni rougeur à la surface du péritoine, et sauf une ulcération perforante de un quart de pouce de diamètre, qui occupait la partie transverse du duodénum, tous les organes se trouvèrent à l'état normal. (*Bardleben, dans Virchow. Archiv. Baud V, Erst* 2.)

Obs. 12. — Chez un jeune homme de dix-sept ans, mort, le jour même de son admission, avec tous les symptômes d'une péritonite sur-aiguë. La veille encore, il était avec ses amis ; toutefois, depuis environ six semaines, il était sujet à des coliques sans diarrhée. La muqueuse offrait un ulcère rond, à bords rougeâtres, légèrement indurés, d'ailleurs lisses, arrondis, présentant à peu près les dimensions d'une pièce de 20 centimes ; la séreuse n'était perforée que par une ouverture grande comme une petite lentille ; les bords de cette ouverture étaient également lisses; pas d'autres lésions dans l'appareil digestif. — (Gibert, *Archives générales de médecine,* t. XXIX, p. 105.)

Ces observations ne caractérisent-elles pas à merveille la marche insidieuse de l'ulcère chronique du duodénum?

Tous les malades dont nous venons de retracer l'histoire,

ont joui jusqu'aux derniers jours des avantages de la santé. Aucun phénomène antérieur à la perforation, aucun trouble fonctionnel n'ont pu faire craindre l'existence d'une lésion profonde.

S'il en était toujours ainsi, on serait constamment désarmé en présence d'accidents qu'il aurait été impossible de prévoir. Mais, à côté de ces relations muettes sur les antécédents, il en est d'autres plus riches en manifestations cliniques, qui, si elles ne m'ont pas permis de suivre pas à pas les progrès de la maladie, m'ont fourni un certain nombre de signes qui pourront dénoter son existence.

Quels sont donc les indices qui peuvent vous amener à supposer l'existence de l'ulcère du duodénum?

Avant de les grouper, peut-être sera-t-il bon de placer deux cas qui ont présenté des faits nombreux et variés. Ce sera comme une vue d'ensemble de la maladie avant la description méthodique de chacun de ses symptômes.

Le premier est emprunté à Hénok; le second a été publié par M. Pétréquin. (*Archives de médecine*, t. XIII, 2e série, p. 483.)

Obs. 13. — Un homme qui avait autrefois souffert de flux hémorrhoïdaux se plaignait de temps en temps, depuis l'âge de trente-neuf ans, surtout après des écarts de régime, d'une sensation de pression à la région du côlon transverse, parfois si violente, qu'elle déterminait la syncope. Quand cette sensation pénible avait duré quelques jours, il survenait dans la bouche, sur la langue des aphtes douloureux, dont la guérison amenait toujours la cessation de toute douleur. A la suite de ces accès, il était plus faible; il remarquait que la pâleur de son visage s'accompagnait alors d'une teinte habituelle sale, terreuse. Ces accès furent cause qu'il se courbait de plus en plus en avant, attendu que cette situation lui procurait quelque soulagement. Mais ce qui le soulageait surtout, c'était la situation horizontale avec les cuisses relevées sur le ventre. Tous les moyens calmants et résolutifs employés ne servirent de rien, et la sensation de pression ne s'apaisa jamais qu'à l'époque où parut cette éruption aphteuse presque critique. Une diète douce et modérée fut ce qui réussit le mieux. En avril et mai 1839, il survint des vomissements même après les repas, formés des aliments les plus légers, et deux fois il fut vomi un peu de sang rouge clair.

La région du pylore était sensible à la pression et il se montrait quelquefois de petits mouvements fébriles qui, jusque-là, ne s'étaient manifestés qu'au moment de l'apparition des aphtes. Une cure de lait rigoureuse, des alcalis et des frictions d'un onguent émétisé, puis l'emploi de l'eau d'Ems, réussirent si bien que le malade, à son retour des bains, se sentit complétement bien pendant tout l'été et l'hiver suivant, et demeura sans accident jusqu'en février 1840. En février, seconde atteinte, puis en avril une troisième atteinte et une nouvelle hématémèse. Le 2 mai 1840, il fut pris tout à coup, pendant une promenade, de coliques siégeant à la région de l'estomac, tellement fortes qu'il dut retourner chez lui et se coucher. Les douleurs devinrent plus vives, puis apparurent de l'anxiété, un malaise excessif, une soif intense avec chaleur des mains.

Traitement antiphlogistique, clystères opiacés, le tout sans résultat favorable. Le ventre, très-douloureux, se ballonne de plus en plus, le malade s'affaiblit et meurt le 4 mai à cinq heures du matin.

Autopsie. — Dans le duodénum, à 1 pouce et demi du pylore, se trouvait une ulcération large d'environ un goulden, avec des bords renversés et environnés d'hypérémie. L'ulcération avait perforé la paroi de l'intestin, et avait laissé passer dans la cavité péritonéale une certaine quantité du contenu de l'intestin à travers une ouverture de la largeur d'un pois. Pancréas hypérémié et un peu plus mou que de coutume. — (*Hénok*, p. 150.)

Obs. 14. — Un ouvrier en soie, âgé de 32 ans, qui depuis quelques jours s'était fait garçon d'auberge, pendant une fête balladoire, fut apporté mourant à l'Hôtel-Dieu de Lyon, le 24 septembre 1834. Il a la figure décomposée, le nez effilé, les traits grippés, et la peau de la face bleuâtre et terreuse; le corps est couvert d'une sueur froide. Le ventre est horriblement douloureux; il est tendu et dur comme une plaque de métal; les urines sont supprimées. Le malade est dans un état de faiblesse, de dyspnée et d'angoisses extrêmes; il conserve ses facultés intellectuelles; on ne sent plus le pouls à l'avant-bras; il faut aller le chercher à l'artère humérale; il est petit et filiforme; les extrémités sont déjà froides. (Cataplasmes narcotiques, un demi-lavement laxatif, une potion calmante, et l'application de 30 sangsues autour de l'abdomen.) Ceux qui l'apportaient racontèrent que, dans la journée du 21, il avait été pris tout à coup de violentes coliques qui le renversèrent par terre; il se tordait tant elles étaient déchirantes. En peu de temps la physionomie présenta une altération profonde; il eut beaucoup de nausées et quelques vomissements. On lui fit prendre du thé et du café, ce qui ne servit qu'à aggraver l'état de malaise où il se trouvait; le ventre, siége de cruelles souffrances, enfla rapidement et devint de plus en plus douloureux, jusqu'au moment où il fut amené à l'hôpital. Tous s'accordaient à dire qu'il avait été empoisonné. Un médecin, appelé le 23, ne s'était pas prononcé, ce qui ne fit qu'entretenir les soupçons. En effet, l'ensemble des symptômes pouvait conduire à une semblable idée.

En pareille occurrence, on ne peut s'entourer de trop de documents; et sachant combien les circonstances commémoratives pourraient être utiles à connaître, j'envoyai de suite prendre des informations exactes sur les lieux et dans sa famille. Voici quel fut le résultat de ces recherches : Huit ans auparavant cet homme avait eu une maladie qui le força de s'aliter pendant quinze jours, et qui me paraît avoir consisté en une irritation gastro-duodénale : il y avait des douleurs dans l'épigastre et dans l'hypocondre droit; il éprouva des nausées et quelques vomissements; les yeux étaient jaunes, sans qu'il y eût ictère. Les digestions restèrent pénibles pendant quelque temps. Depuis cette époque, il se plaignait d'éprouver de temps à autre un malaise inaccoutumé dans l'hypochondre : parfois les douleurs devenaient plus vives, et il avait des renvois aigres, il eut même quelquefois des vomissements bilieux d'une grande amertume. Jamais, du reste, il ne prit la jaunisse. En 1832, il travailla pendant cinq mois aux fortifications qu'on commençait à élever autour de Lyon; il avait souvent les pieds dans l'eau pour creuser les fossés; ce travail était très-pénible eu égard à celui qui l'occupait d'habitude. Il éprouva plusieurs fois des douleurs dans l'hypocondre, et depuis lors il ne cessa de se plaindre que le rouleau de son métier lui faisait mal à l'estomac. J'ajouterai que cet homme hantait les cabarets, et qu'il s'enivrait de temps en temps. Le 7 septembre 1834, à l'occasion d'une fête du pays, il se fit garçon de restaurant; là il se prit à manger considérablement et à boire à l'avenant, c'est-à-dire beaucoup plus qu'il n'avait l'habitude de le faire. Aussi il lui survint plusieurs fois des coliques assez vives, et à chaque crise il ne manquait pas de boire un nouveau verre d'eau-de-vie, afin, disait-il, de les faire passer. Enfin, le 21, il fut pris tout à coup des symptômes que j'ai décrits. Trois heures après son entrée à l'hôpital, il était mort sans qu'on eût le temps de remplir l'ordonnance. La nécropsie fut faite vingt-trois heures après la mort, en présence de MM. Rougier et Dupasquier, médecins à l'Hôtel-Dieu. Il n'y a aucune altération dans la substance du cerveau; on trouve seulement un peu de sérosité rougeâtre dans les ventricules latéraux; les vaisseaux des méninges ne paraissent pas engorgés; cependant il s'écoule une assez grande quantité de sang pendant qu'on enlève l'encéphale. Le cœur est sain : les poumons sont un peu engoués, mais crépitants : jetés dans l'eau, ils surnagent. Il y a à gauche quelques adhérences d'ancienne date. Les parois du ventre sont tendues, dures, sans ballonnement, et sonores à la percussion en divers endroits. En disséquant avec soin, je parvins à isoler le péritoine abdominal qui était épaissi, opaque presque partout, sillonné de vaisseaux sanguins, et semé en plusieurs points de rougeurs par plaques. La cavité péritonéale renfermait environ 2 litres d'un liquide jaunâtre, semblable à de la moutarde délayée dans de l'eau. Je crus avoir ouvert l'estomac, il n'en était rien; il contenait une matière analogue, et ne présenta aucune solution de continuité. Il y avait quelques plaques rouges vers le grand cul-de-sac, où la muqueuse se trouvait ramollie et s'enlevait assez facilement sous l'ongle. Le duodénum ne paraissait enflammé que dans un seul point, où existait une petite ulcération qui en avait érodé les parois; les bords en étaient durs, épais, rougeâtres, et en forme d'entonnoir. C'était par là que le liquide s'était épanché dans le péritoine. Cette perforation se trouvait à environ 20 lignes du pylore : entre ces deux points, je remarquai une autre place où la muqueuse était déjà altérée. Le reste des intestins ne présenta rien de morbide à l'intérieur. Toute la surface péritonéale du tube digestif était brunâtre, et recouverte çà et là de fausses membranes récentes; tiraillé, le tissu intestinal se déchirait avec plus de facilité que d'habitude. Comme l'analyse des matières devait lever le dernier doute, s'il en restait encore, j'eus soin de recueillir le liquide; j'y laissai, pendant vingt-quatre heures, une lame de couteau fraîchement aiguisée pour cette expérience; il ne s'y déposa pas une seule parcelle de cuivre. D'après ce qui précède, je crus inutile de recourir aux autres réactifs de sels cuivreux, tels que les hydrosulfates solubles et l'hydrocyanate ferruré de potasse, qu'on fait agir sur le liquide filtré et décoloré par le charbon animal. Il me fut démontré par la dissection, que la perforation était le résultat d'une inflammation chronique du duodénum, qui avait amené l'érosion successive des trois membranes de l'intestin, érosion dont les progrès ont été favorisés par les écarts du régime.

L'habitude des gens atteints d'ulcère du duodénum n'a rien de spécial. La plupart conservent, jusqu'au moment où la péritonite se déclare, une constitution robuste. On n'a jamais parlé que d'indices vagues, que de marques incertaines de débilité. Ici, c'est une femme à santé délicate; ailleurs, un homme lymphatique excessivement pâle; l'un a le teint jaune sale, un autre enfin est vieux avant l'âge.

La douleur, bien qu'elle ait fait défaut dans nombre de cas, a acquis quelquefois une telle intensité, qu'elle a dominé tous les autres symptômes.

Certains malades n'ont accusé qu'un sentiment de pesanteur pendant la digestion, d'autres ont été en proie aux souffrances les plus vives. Klinger, qui a étudié treize cas d'ulcères du duodénum, lui donne pour siége l'hypochondre droit d'où elle irradie vers l'épigastre. Chez le malade de l'observation d'Henok, c'était une pression si douloureuse vers le côlon transverse, qu'elle déterminait la syncope. La région pylorique est sensible au toucher. La douleur n'est, du reste, pas constante; provoquée par des écarts de régime, elle marche par accès et s'éteint au bout de quelques jours. Elle se montre à l'épigastre chez plusieurs autres, presque toujours avec ce caractère de pression. Elle est généralement contusive.

On l'a vue aussi avoir des retentissements éloignés. Trier dit que des douleurs provoquées par l'inflammation de la séreuse ou par ses conséquences déterminent parfois des accidents nerveux réflexes d'une grande violence. L'observation suivante nous présente des phénomènes de ce genre.

Obs. 15. — Une jeune femme, d'une santé délicate, domestique, entra à l'hôpital le 12 mai 1850, se plaignant de beaucoup de dyspnée, d'une petite toux quinteuse, avec expectoration rare et sanieuse, et orthopnée ; face anxieuse. La malade restait dans son lit, appuyée sur ses coudes, et le moindre changement de position entraînait une sensation effroyable de suffocation. Son aspect était celui d'une personne arrivée à une période avancée de la péricardite; mais la tranquillité du pouls faisait tout de suite abandonner l'idée qu'elle pût être en proie à une inflammation aiguë quelconque. Sa maladie avait commencé subitement la veille au soir, par une sensation de suffocation et de gêne à l'épigastre, sans nausées ni vomissements, sans aucune affection antérieure de l'estomac. Elle accusait à son entrée un peu de malaise à l'épigastre; légère sensibilité dans ce point, abdomen à peu près indolent. L'aspect de cette malade, la dyspnée firent penser à une maladie thoracique; en conséquence, la poitrine fut examinée avec le plus grand soin, dans le but de découvrir des signes physiques de maladies cardiaques ou pulmonaires ; on ne perçut aucun bruit morbide ; on persista à penser cependant qu'il devait y avoir une péricardite, mais encore trop peu avancée pour donner des signes physiques caractéristiques. La malade resta dans le même état, malgré un traitement énergique jusqu'au 17, c'est-à-dire pendant cinq jours, lorsqu'à sept heures du soir elle fut prise subitement d'une douleur vive à l'épigastre et de nausées répétées, mais sans vomissements. La douleur s'étendit rapidement à l'abdomen, qui devint ballonné et d'une sensibilité exquise à la pression.

Dès lors le traitement fut dirigé contre la perforation (opium à haute dose), mais sans succès. Mort le 18, vingt heures après le début subit des accidents du côté de l'abdomen.

Autopsie. Tous les caractères d'une péritonite aiguë générale, avec un abondant épanchement brun-jaunâtre; foie assez pâle, comme on en voit quelquefois chez les sujets scrofuleux, ayant contracté des adhérences molles avec l'estomac et les intestins. En soulevant le lobe droit du foie, on découvrit une ouverture ovale déchiquetée, à bords noirâtres, ayant les dimensions d'une pièce de douze sous, à la face antérieure de la portion transverse supérieure du duodénum, au voisinage du pylore ; c'était par cette ouverture que s'était établie la communication entre l'intestin et le péritoine. Muqueuse de l'estomac injectée et plissée, mais sans ulcération ; au contraire, la surface interne de la portion transverse supérieure du duodénum offrait, sur sa face postérieure, un large ulcère allongé, qui avait entièrement détruit la membrane muqueuse, et à la paroi antérieure l'autre ulcère, qui avait perforé l'intestin. Poumon congestionné, mais sans trace de maladie qui pût rendre compte de la difficulté énorme de respirer observée pendant la vie ; rien non plus du côté du cœur ni du péricarde, de sorte que le trouble des fonctions respiratoires était purement sympathique. (Mayne, dans les *Archives générales de médecine*, t. XXVII, 4e série, p. 156.)

Ceci ne montre-t-il pas jusqu'à quel point les irritations périphériques peuvent influencer les portions centrales du système nerveux ?

A ce propos, je me permettrai de rappeler un fait du même ordre, rapporté par R.-J. Graves. L'irritation abdominale causée par un amas de lombrics dans l'intestin grêle a déterminé tout à coup chez un enfant des convulsions qui ont été rapidement mortelles.

Le vomissement, symptôme important de l'ulcère simple de l'estomac, s'est montré aussi plusieurs fois dans celui du duodénum.

Quelques malades n'ont que des troubles légers de la digestion, des renvois acides, quelquefois fétides et des nausées. Mais il en est d'autres qui sont tourmentés par des vomissements répétés, abondants, de matières alimentaires, bilieux ou muqueux. Enfin, il y a eu plusieurs fois hématémèse.

Obs. 16. — Un homme de quarante-six ans était sujet, depuis cinq ans, sans aucune cause connue, à des renvois aigres et à des vomissements, liquides, acides surtout à jeûn, et après avoir pris des aliments chauds et acides. Il mangeait toujours avec appétit, et lorsque la digestion était commencée, notamment la nuit, survenaient des vomissements avec des douleurs épigastriques violentes, mais passagères. Depuis plusieurs semaines, chaque soir, se montraient des accès fébriles et pendant ce temps les vomissements étaient suspendus. On l'observa pour la dernière fois à l'hôpital ; il éprouvait le plus souvent des crampes d'estomac pendant quelques heures de la nuit. Pour se soulager, le malade s'excitait presque chaque jour la gorge avec le doigt jusqu'à vomir, éprouvant chaque jour, à la suite, un soulagement momentané. L'estomac était très-distendu : on y entendait un bruit de fluctuation très-retentissant; les garde-robes, toujours liquides, se répétaient plusieurs fois par jour; pendant les derniers mois, on y trouva des restes d'aliments. Enfin apparurent de la fièvre et un ictère évident qui, le jour suivant, augmenta rapidement, le foie s'accrut de volume; dans les environs de la vésicule on put sentir une tumeur circonscrite; il survint des renvois fétides, des vomissements de sang, des garde-robes sanglantes, et enfin, après quelque diminution de l'ictère, survint un affaisement profond et la mort.

Autopsie. — A la paroi postérieure du duodénum se trouvait une ulcération ronde de la dimension d'un thaler, comprenant toutes les tuniques de l'intestin, sur le bord de laquelle le pancréas était adhérent. Estomac très-dilaté, tunique hypertrophiée, vésicule biliaire rompue, ses tuniques très-anémiées, transparentes, et la bile épanchée dans la cavité péritonéale.

Cette observation offre, à tous les points de vue, le plus grand intérêt. Non-seulement, elle nous fournit un exemple rare de la marche de la maladie, qui, par hasard, s'était révélée de bonne heure, mais encore elle nous dévoile des phénomènes exceptionnels, tels que les accès fébriles et le bruit de fluctuation dans l'estomac, en même temps qu'elle nous signale des symptômes importants : l'accroissement de volume du foie, l'ictère et la présence du sang dans les garde-robes.

L'ictère a été observé chez d'autres malades, mais on a quelque droit de s'étonner de ne pas le voir plus souvent noté parmi les symptômes de l'ulcère du duodédum, quand on songe au siége de l'ulcération duodénale et à ses complications. Parmi elles, en effet, Trier cite avec juste raison, la thrombose de la veine-porte et l'occlusion du canal cholédoque, effets mécaniques dus aux transformations du tissu connectif qui se produit autour de l'ulcère.

D'un autre côté, seul, le catarrhe gastro-intestinal, en se propageant au canal cholédoque, n'est-il pas une cause fréquente d'ictère ?

La duodénite, qui doit jouer un rôle dans l'étiologie de l'ulcère, était aussi pour Broussais la source la plus commune de la jaunisse.

On pourra peut-être expliquer la rareté de cette dernière dans l'affection duodénale que j'étudie, en disant que les ulcères siégent surtout dans la première portion du duodénum, par conséquent, un peu loin de l'orifice du canal cholédoque. Ils peuvent cependant l'intéresser, témoin l'observation que donne Frérichs, p. 843, d'un homme qui avait présenté de l'ictère, des hématémèses, des douleurs dans l'épigastre et l'hypochondre droit, des selles sanglantes pendant la vie.

A l'autopsie, on trouva une perforation ulcéreuse du conduit cholédoque dans le duodénum.

MARCHE — DURÉE — TERMINAISON

Marche. — D'après la description de tous ces faits, il est difficile d'assigner une marche à l'ulcère chronique simple du duodénum.

Elle est des plus irrégulières. Dans la plupart des cas, la maladie s'insinue doucement dans l'économie, sans lui imprimer le moindre choc. Le patient n'a jamais pu indiquer son début avec certitude.

On peut dire que sa forme est latente et que sa marche, essentiellement chronique, est parfois interrompue par des accès aigus. Nous nous garderons bien d'admettre la division qu'a établie Trier en aiguë et en chronique. La péritonite que détermine la perforation ne peut que faire penser à l'existence d'une lésion ancienne et garde tout entier pour elle le caractère d'acuité.

Durée. — On ne peut pas préciser la durée d'un mal dont on ne peut suivre pas à pas les progrès. Pour la raison que j'exposais tout à l'heure, il ne sera pas permis de lui donner la mesure de quelques heures, ce serait encore confondre la péritonite avec l'ulcère dont elle est la complication la plus grave. Je dirai seulement d'une façon approximative que la durée est quelquefois de plusieurs années et dépasse presque toujours plusieurs mois.

Terminaison. — Elle est le plus souvent funeste. La perforation est bien plus fréquente dans l'ulcère du duodénum que dans celui de l'estomac. La péritonite consécutive a enlevé presque tous les malades dans l'espace de quelques heures. Peut-être la grande fixité du duodénum est-elle un obstacle à la production des adhérences protectrices avec les organes voisins? Si rapidement funeste que soit en général la perforation intestinale, elle l'est moins quand elle se fait sur une autre portion de l'intestin.

Louis, dans son *Traité de la fièvre typhoïde*, en parlant d'un malade qui vécut sept jours après le début de l'inflammation du péritoine, se demande pourquoi la force de résistance aux mêmes causes de mort est-elle si différente chez des individus dans des circonstances en apparence semblables. C'est que la péritonite n'est pas tant produite par la perforation simple de l'estomac ou des intestins que par la pénétration des corps étrangers dans le péritoine.

Donc, la perforation du duodénum se fait-elle après le repas, il est probable que la péritonite sera promptement funeste.

Une hémorrhagie foudroyante ou des pertes de sang répétées, qui épuisent le malade, peuvent amener la mort.

Enfin, un rétrécissement considérable du duodénum peut être un obstacle invincible à la nutrition.

DIAGNOSTIC.

Les symptômes dont il faut surtout tenir compte, dit Trier, sont les suivants : 1° les signes de dilatation de l'estomac ; 2° la présence d'une tumeur douloureuse à l'épigastre; 3° l'ictère et les autres symptômes qui lui sont pour ainsi dire communs avec l'ulcère simple de l'estomac.

La dilatation de l'estomac a certes une grande valeur; encore peut-elle se produire dans les cas de rétrécissement du pylore par ulcère stomacal.

Les deux autres symptômes appartiennent surtout à l'ulcère de l'estomac, et pourtant, quand on les a constatés, peut-on toujours se demander si l'on n'a pas affaire à un cancer du pylore, à une affection du foie, de ses vaisseaux, ou de ses conduits excréteurs.

On ne peut guère compter sur la présence d'une tumeur dans les cas d'ulcère simple du duodénum. Encore existerait-elle, que l'idée d'un carcinome de l'estomac viendrait de préférence à l'esprit et, il faut le dire, avec raison; car c'est dans cette dernière maladie que ce symptôme existe surtout, tandis qu'il doit faire défaut le plus souvent dans l'ulcère, où comme on sait, les adhérences sont encore assez rares. J'ai pourtant donné ce signe sur l'autorité de Trier et parce que je l'ai vu mentionné dans une observation.

Si donc un malade, sans offrir aucun des caractères du cancer, avec une constitution robuste, présentait sinon une tumeur, du moins un empâtement à l'épigastre, on pourrait penser à un développement de tissu conjonctif autour de l'ulcère et par suite à une adhérence du duodénum avec le pancréas ou un autre organe.

Quant à la douleur, nous l'avons vue résider à l'épigastre, le long du côlon transverse à la région pylorique. Elle a donc un siége moins précis que dans l'ulcère simple de l'estomac où elle est circonscrite dans la région de l'appendice xiphoïde du sternum. Puis, au lieu d'être une sensation de brûlure, elle produit l'effet d'une pression. Enfin, on ne l'a jamais vue accompagnée d'une autre douleur occupant un point correspondant du rachis.

L'hématémèse et le méléna, plus rares dans l'ulcère simple du duodénum que dans celui de l'estomac et que dans le cancer, ne sont pas des éléments certains de diagnostic. Il en est de même des garde-robes qui ont été dans tous les cas très-variables.

PRONOSTIC.

L'ulcère chronique du duodénum est une maladie grave et d'autant plus terrible qu'il foudroie pour ainsi dire celui qui en est atteint, sans presque jamais l'avoir averti de sa présence. Cependant il peut guérir, puisque nous avons cité des exemples d'ulcères en voie de cicatrisation et même complétement cicatrisés.

Mais il ne faut pas oublier que les perforations se sont faites plusieurs fois au milieu de ce travail réparateur ; les cicatrices, ne jouissant pas de la solidité du tissu normal, ont cédé au moindre choc. Elles peuvent encore, en se rétractant, déterminer un rétrécissement funeste. Enfin, il est permis d'espérer que des adhérences salutaires pourront, par hasard, conjurer le danger d'une rupture.

TRAITEMENT.

Il est inutile de dire que dans bien des cas a thérapeutique n'aura qu'un faible rôle à jouer. Cependant si le médecin est assez heureux pour découvrir la véritable origine des troubles que j'ai énumérés, il pourra être appelé à rendre de grands services. Tous ses efforts devront tendre à obtenir la cicatrisation de l'ulcère.

Sachant que la perforation peut se produire sous l'influence d'une cause mécanique, on conseillera le repos, ou du moins on proscrira tout exercice violent. On ne permettra au malade que des aliments légers, si on n'institue pas la diète lactée, qui, paraît-il, a amené quelquefois de bons résultats.

Enfin, le traitement conseillé pour l'ulcère simple de l'estomac aura, sans contredit, dans ces cas, les mêmes avantages. Tout porte à croire que le bismuth pris à la dose de deux ou trois grammes avant chaque repas, alternant avec des pilules de nitrate d'argent, de un centigramme seulement, prises au nombre de deux ou trois par jour, constituera un excellent topique et hâtera la guérison.

Je ne parle pas naturellement de la médication dont certains symptômes pourront, à un moment donné, exiger l'emploi.

BIBLIOTHÈQUE IMPÉRIALE IMPR.

Paris, Imprimerie de PILLET fils aîné, 5, rue des Grands-Augustins.

www.ingramcontent.com/pod-product-compliance
Ingram Content Group UK Ltd.
Pitfield, Milton Keynes, MK11 3LW, UK
UKHW032006260826
14628UKWH00005B/2307

9 782019 650865